BLUTHOCHDRUCK NATÜRLICH BEHANDELN

DAS SELBSTHILFEBUCH

WIE SIE IHREN BLUTHOCHDRUCK IN 6 EINFACHEN SCHRITTEN NATÜRLICH SENKEN UND LANGFRISTIG STABILISIEREN

Markus Steinberger

Alle Ratschläge in diesem Buch wurden sorgfältig erwogen und geprüft. Eine Garantie kann dennoch nicht übernommen werden. Eine Haftung des Autors beziehungsweise des Verlags für jegliche Personen-, Sach- und Vermögensschäden ist daher ausgeschlossen.

Inhalt

Das erwartet Sie in diesem Buch

Die Diagnose Hypertonie kommt für viele Betroffenen wie aus heiterem Himmel.

Ihr behandelnder Arzt wird Sie mit dem Thema vertraut machen, Ihren Blutdruck stabilisieren und Ihnen empfehlen, gesünder und bewusster zu leben. Die Umsetzung liegt dann an Ihnen.

Viele Fragen tauchen auf und die Suche nach den Umsetzungsmöglichkeiten beginnt ...

Möchte man Verbesserungen erzielen, müssen die Lösungen alltagstauglich und individuell sein.

Dass durch gesunde Ernährung, ausreichende Bewegung, Stress- und Gewichtsreduktion eine Regulation der Blutdruckwerte möglich ist, ist kein Geheimnis.

Es geht eher darum, herauszufinden, wo genau Sie stehen, welche dieser Themen speziell für Sie besonders relevant sind und wie Sie das Wissen in die Praxis umsetzen können.

Um Ihren Weg zur besseren Gesundheit zu finden und so individuell wie möglich zu arbeiten, bietet Ihnen dieses Buch Möglichkeiten der Eigenreflexion an. Es hilft Ihnen zu erfahren, wo Sie stehen, und ermöglicht es Ihnen, Ihre Situation besser einschätzen zu können.

Der praktische Teil ist in 6 Schritte gegliedert, zu jedem Schritt erwartet Sie das nötige Wissen. Die Praxistipps erleichtern Ihnen die Umsetzung in Ihrem Alltag.

Ganz bewusst sind die Tipps einfach gehalten, es steht Ihnen frei, sich mit der Zeit in jedes Thema einzuarbeiten. Es ist ein Anfang Ihres persönlichen Weges, Ihnen wird die Richtung gewiesen und der Einstieg erleichtert, den Weg müssen Sie selbst gehen.

Auf unverständliche medizinische Fachausdrücke wurde bewusst verzichtet. Sie sind dem Ziel dieses Buches nicht dienlich und erleichtern einem durchschnittlichen Menschen mit Bluthochdruck nicht den Umgang mit seiner Erkrankung.

Der Umgang mit Stress, mit sich selbst und seinem Umfeld spielt im Leben und Erleben jedes Menschen eine große Rolle, daher wird dieser Aspekt auch hier beleuchtet. Der respektvolle Umgang mit sich selbst ist eine stabile Basis, auf der man alte Gewohnheiten ändern und Neues integrieren kann.

Ich wünsche Ihnen viel Freude bei der Umsetzung und einen guten Start in ein gesünderes Leben!

Teil 1

WISSEN UND VERSTEHEN

Es steht außer Frage, dass die Behandlung des Bluthochdrucks in die Hände des Arztes Ihres Vertrauens gehört. In der Praxis wird man alle nötigen Messungen durchführen, um eine genaue Diagnose erheben zu können, die eventuell notwendigen Medikamente werden auf Sie persönlich eingestellt.

Sie können jedoch zu der Verbesserung Ihres Hochdrucks aktiv beitragen, indem Sie sich bewusst mit den Faktoren, die einen Bluthochdruck begünstigen, auseinandersetzen. Bevor Sie sich damit beschäftigen, ist es notwendig zu verstehen, wie das Kreislaufsystem funktioniert, wie der Blutdruck entsteht, was Hypertonie ist und was sie mit sich bringt. Um sich mit anderen Betroffenen auszutauschen, ist der Besuch einer Herzschule zu empfehlen, sicher gibt es auch in Ihrer Nähe interessante Angebote.

WAS IST BLUTDRUCK?
WIE ENTSTEHT DIESER?
WIE WIRD ER REGULIERT?

Das Herzkreislaufsystem besteht aus den Gefäßen, die zum Herzen hin führen (Venen) und vom Herzen wegführen (Arterien), sowie dem Herzen selbst, das die Pumpwirkung erzeugt, damit das Blut in ständiger Bewegung durch den Körper transportiert wird.

Das Ziel dieses Systems ist, Nährstoffe und Sauerstoff zu jeder Zelle des Körpers zu transportieren sowie die Stoffwechselprodukte abzutransportieren.

Das Herz als Pumpe erzeugt mit jedem Schlag eine Blutwelle, die in den Arterien gegen die Gefäßwände drückt. Dieser Druck des Blutes gegen die Arterienwände wird als Blutdruck bezeichnet. Er hängt von der Leistungsfähigkeit des Herzens (Schlagkraft), dem Gefäßwiderstand (Elastizität der Arterien) und dem Blutvolumen (Menge des Blutes, das bei jedem Schlag gepumpt wird,) ab.

Man unterscheidet 2 Blutdruckarten:

- systolischer Blutdruck wird während der Kontraktion des Herzens gemessen, wenn die Blutwelle in den Arterien mit ihrem Druck am stärksten auf die Gefäße einwirkt, z. B. 120 mmHg
- diastolischer Blutdruck wird gemessen, wenn die Blutwelle abebbt, das Herz sich entspannt. In dieser Phase wird natürlich weniger Druck erzeugt, daher ist der Wert niedriger, z. B. 80 mmHg

Der Blutdruck muss sich der körperlichen Belastung anpassen. Steigen der Sauerstoff- und Nährstoffbedarf, muss mehr und schneller versorgt werden.

Der menschliche Körper verfügt über viele Steuerungsmechanismen zur Blutdruckregulation.

In bestimmten Gefäßen wird durch Rezeptoren permanent der Druck gemessen, an Regulationszentren weitergegeben und durch Hormone und Enzyme reguliert.

WELCHE FAKTOREN BEEINFLUSSEN DIE MESSUNG UND WIE WERDEN DIE BLUTDRUCKWERTE EINGESTUFT?

Um Bluthochdruck zu diagnostizieren, muss er gemessen werden, und zwar korrekt, mehrfach und evtl. über längere Zeit.

Vor der Messung sollte mindestens 10 Minuten keine körperliche Anstrengung stattfinden, jegliche Art von Stress sollte vermieden werden. Kaffee, Alkohol, Zigaretten verändern die Werte. Sofort nach einer Mahlzeit wird vermehrt Blut im Verdauungstrakt gebraucht, auch da sind die tatsächlichen Werte verfälscht.

Der Blutdruck wird im Sitzen mit angelehntem Oberkörper oder im Liegen gemessen. Falls Sie im Sitzen messen, sollten beide Beine dabei auf dem Boden aufgestellt werden.

Gemessen wird in Höhe des Herzens. Der Arm darf nicht zu tief gehalten werden, sonst ist der Wert zu hoch. Wird der Arm über der Herzhöhe gehalten, wird ein zu niedriger Wert gemessen.

Geräte, mit denen man zu Hause täglich seinen Blutdruck kontrolliert, sollten etwa alle 6 Monate mit in die Arztpraxis genommen werden, damit man die gemessenen Werte mit der dort stattgefundenen Messung vergleichen kann.

Die Führung eines Heftes, in dem gewissenhaft jede Messung notiert wird, erleichtert es nicht nur Ihnen, sondern auch Ihrem Arzt, den Überblick zu behalten und, wenn notwendig, die Medikation anzupassen. Je mehr Sie die Faktoren verbessern, die den hohen Blutdruck beeinflussen, umso wichtiger ist eine ständige Kontrolle und Dokumentation mit dem Ziel, die Medikation nach Rücksprache mit Ihrem Arzt zu reduzieren.

Je nachdem, welche Medikamente Sie aufgrund evtl. bestehender Erkrankungen einnehmen müssen, können diese eine Hypertonie begünstigen, Ihr Arzt wird Sie darüber informieren.

Als normal werden Blutdruckwerte kleiner 130/85, als hochnormal bis 139/89 angesehen.

Werte unter 100/60 bei Frauen und unter 110/60 bei Männern werden als Hypotonie bezeichnet.

Werte über 140/90 gehören zum Krankheitsbild der Hypertonie, diese wird je nach Höhe der Werte in drei Grade eingeteilt.

Bei Werten größer 230/130 sollte umgehend der Rettungsdienst informiert werden, es handelt sich in diesem Fall um einen Notfall.

WELCHE FORMEN DER HYPERTONIE UNTERSCHEIDET MAN UND WAS SIND IHRE FOLGEN?

Die Medizin unterscheidet zwischen sekundärer und primärer Hypertonie. Primäre Hypertonie wird auch als essenziell bezeichnet.

Bei primärer oder essenzieller Hypertonie kann keine körperliche Ursache für den erhöhten Blutdruck gefunden werden, mit etwa 90 % aller Fälle ist das die häufigste Form des Bluthochdrucks. Im Fall der sekundären Hypertonie liegt eine körperliche Störung vor und ist der Grund für den hohen Blutdruck. Ist dieser Grund wie z. B. Nierenerkrankung, Schilddrüsenstörung usw. behoben (falls dies möglich ist), normalisiert sich der Druck wieder.

Erhöhter Blutdruck verursacht selten Beschwerden wie Kopfschmerzen, Schwindel, Augenflimmern, Herzklopfen u. a., meist machen sich erst sehr hohe Werte bemerkbar, denn Hypertonie entsteht schleichend.

Laut der Hochdruckliga sind es 28 % der Betroffenen, die entweder nichts von ihrer Erkrankung wissen oder sich trotz der Diagnose nicht behandeln lassen.

Oft wird Bluthochdruck bei einer Routineuntersuchung festgestellt, gerade deshalb sind diese sehr wichtig. Nimmt man die Vorsorgeuntersuchungen nicht wahr, erhöht sich mit dem hohen Blutdruck die Gefahr, einen Herzinfarkt oder einen Schlaganfall zu erleiden, denn bei unbehandeltem hohen Blutdruck ist mit einigen Folgen an vielen Organen zu rechnen. Dazu zählen nicht nur Herz und Gehirn mit den oben genannten Komplikationen, sondern auch Augen mit Sehstörungen bis zur Erblindung, Nieren mit Urämie bis zum Nierenversagen, Durchblutungsstörungen mit Unterversorgung der Extremitäten und viele mehr.

WER IST BETROFFEN?

Jeder dritte erwachsene Deutsche leidet laut der GEDA Studie 2014/2015 vom Robert Koch-Institut unter einer bekannten, ärztlich diagnostizierten Hypertonie. Weltweit ist es jeder vierte Weltbürger. Bis zum Jahr 2025 wird mit einem Anstieg auf 1,5 Milliarden gerechnet.

Bei einer rechtzeitigen Behandlung wären etwa die Hälfte der Herzinfarkte und Schlaganfälle vermeidbar.

Es ist falsch, die Gruppe der Betroffenen auf Männer zu reduzieren oder der gängigen Meinung zu folgen, dass es nur die ältere Bevölkerung trifft. Bluthochdruck betrifft beide Geschlechter und alle Altersstufen, besonders, wenn mehrere begünstigende Faktoren aufeinandertreffen.

WELCHE SIND DIE BEGÜNSTIGENDEN FAKTOREN FÜR BLUTHOCHDRUCK?

Immer mehr junge Menschen leiden unter Bluthochdruck. Je jünger die Betroffenen sind, umso höher das

Risiko, Folgeerkrankungen während der Lebensdauer zu erleiden.

Als Grund für die hohen Blutdruckwerte nennt die Hochdruckliga vier Faktoren: zu wenig Bewegung, ungesunde Ernährung, Übergewicht und Stress. Dem könnte man noch genetische Ursachen, familiäre Disposition, hohen Kochsalzkonsum und andere hinzufügen.

Zusammengefasst ist es der Lebensstil, der darüber entscheidet, wie hoch der Blutdruck ist und wie groß die Gefahr ist, an Hypertonie zu erkranken. Lebensstil bezeichnet die Art und Weise einer Lebensführung. Da ein Mensch in der Lage ist, seine Verhaltensweisen zu ändern, gibt es demnach gute Chancen, Einfluss auf den Bluthochdruck zu nehmen.

Der moderne Lebensstil bringt es mit sich, dass viel Zeit im Sitzen verbracht wird. Aufgrund von Zeitmangel wird oft ungesund und schnell gegessen, oft bleibt keine Zeit zum Kochen, man greift zu verarbeiteten Fertigprodukten. Die Folgen sind ein zu hoher Blutzuckerspiegel und Übergewicht.

Stress ist ein ständiger Begleiter und sorgt für permanente Überlastung des Herzkreislaufsystems, denn Stresshormone signalisieren dem Körper einen hohen

Verbrauch an Nährstoffen und Sauerstoff. Ein Ausgleich, regelmäßig zur Ruhe zu kommen, ist enorm wichtig für ein Gleichgewicht zwischen Körper und Psyche. Leider nimmt man sich dafür meist keine Zeit. Stattdessen versucht man, abends bei einem aufregenden Fernsehprogramm „herunterzukommen", das verschafft jedoch nicht den Ausgleich.

Zu den begünstigenden Faktoren kann man Schlafmangel hinzufügen. Wir leben in einer Leistungsgesellschaft, Leistung ist jedoch nur möglich, wenn ein Auftanken stattfindet. Den Schlaf benötigt der Körper, um sich körperlich und geistig zu regenerieren. Ohne eine ausreichende Menge gesunden Schlafs kann keine Leistungsfähigkeit gefordert werden, vielmehr kommt es zu Übermüdung, Überforderung und Fehlern im Job, was wiederum den Stress begünstigt. Der Stress verbraucht viel Glukose, so verlangt der Körper nach Zucker, das begünstigt wiederum Übergewicht und viele andere Störungen, ein Teufelskreis entsteht.

Spätestens jetzt sollte Ihnen bewusst sein, dass sich Ihnen viele Möglichkeiten bieten, Ihren Blutdruck zu beeinflussen. Es sind oft kleine Schritte, die dazu führen, dass sich Ihr Lebensstil verbessert und Ihr

Körper besser den Anforderungen angepasst werden kann. Diese Schritte führen nicht nur zu einer körperlichen, sondern auch einer inneren Stabilität, die Regulation des Blutdrucks folgt automatisch, denn ein Mensch, der auf sich achtet, lebt gesünder.

Im nächsten Teil widmen wir uns diesen Schritten, auch Sie können Ihren Lebensstil reflektieren und zum Positiven wenden.

Teil 2

Nachdem Sie nun über ausreichend theoretisches Wissen verfügen, haben Sie eine Basis, auf der Sie praktische Erfahrungen sammeln können.

Tägliche, am besten morgendliche und abendliche Messungen sollten Sie gewissenhaft in Ihr Blutdruckheft notieren. So haben Sie Ihre Erfolgserlebnisse schon nach kurzer Zeit vor Augen. Dies ist die beste Motivation, um mit jedem Schritt bessere Werte zu erzielen. Sie werden sehen, es lohnt sich!

So selbstverständlich wie die Messung und Dokumentation werden Sie sicherlich auch Bewegung, gesündere Mahlzeiten und Stressbewältigung in Ihren Alltag integrieren können.

Schritt 1

BRINGEN SIE BEWEGUNG IN IHR LEBEN

Eine sehr effektive Methode, um den Bluthochdruck zu senken, ist die tägliche Bewegung. Die Erfolge stellen sich dabei sehr schnell ein.

Wichtig ist, dass Ihr Blutdruck stabil eingestellt ist, bei Werten über 160/95 wird keine körperliche Betätigung ausgeübt. Ihr Arzt wird Sie gern dazu beraten.

Als passend werden Fahrradfahren, Nordic Walking, zügiges Gehen und andere schonende Sportarten angesehen. Es darf zu keiner Überlastung kommen, während der Bewegung sollte eine normale Unterhaltung ohne schweres Atmen möglich sein, sonst muss das Tempo angepasst werden, bis dies möglich ist.

Wichtig ist die Regelmäßigkeit! Das heißt, die Frage, ob man heute eine Pause macht oder nicht, stellt sich nicht. Dabei darf auch das Wetter keine Rolle spielen, schließlich gibt es Regenschirme und passende Kleidung.

Mindestens 150 Minuten moderate Bewegung pro Woche empfiehlt die Weltgesundheitsorganisation. Bereits 10 Minuten zügiges Spazierengehen täglich können das Risiko für jegliche Herzkreiskauferkrankungen erheblich senken.

Wenn Sie kein Sportmuffel sind, suchen Sie sich eine passende Sportart aus und üben diese täglich konsequent aus. Beginnen Sie bei 10 Minuten und steigern wöchentlich die Zeiteinheiten im 5 Minutentakt.

Da Bewegungsarmut zu den begünstigenden Faktoren der Hypertonie gehört, sind die Betroffenen leider meist doch Sportmuffel, es fehlt an Überwindung. Wenn Sie es in den ersten Tagen jedoch schaffen, täglich dabei zu bleiben, wird es Ihnen mit jedem Tag leichter fallen, denn es wird Ihnen besser gehen, das ist die beste Motivation.

Praxistipp:

Sollten Sie auch zu diesen Sportmuffeln gehören, nehmen Sie sich in der ersten Woche täglich 15 Minuten Zeit.

Suchen Sie sich eine Strecke aus, die abseits vom Trubel liegt, ideal wäre ein Park oder ein Waldstück. Gehen Sie in dieser ersten Woche in normalem Tempo konsequent täglich 15 Minuten spazieren. Ihnen wird schnell auffallen, wie gut Ihnen die frische Luft tut, wie sich täglich das Wetter verändert, wie sich Ihr Körper an die Bewegung gewöhnt und auch Tag für Tag danach verlangt.

In der zweiten Woche dürfen Sie gern etwas an Tempo gewinnen, aber auf keinen Fall außer Atem kommen! Sie dürfen Ihre Trainingseinheit auf 20 Minuten erhöhen. Nach dieser Woche könnten sich schon Verbesserungen bei den Messwerten zeigen.

Die dritte Woche bringt Ihnen 5 Minuten Training mehr und in der vierten Woche trainieren Sie bereits eine halbe Stunde täglich. So viel Zeit muss nun täglich investiert werden. Gern dürfen Sie z. B. am Wochenende eine größere Runde gehen.

Das sogenannte „zügige Gehen" hat mehrere Vorteile...

- es ist eine moderate Bewegung, die man leicht dem Atem anpassen kann, so wird Überbelastung vermieden.

- Sie befinden sich an der frischen Luft und tanken während Ihrer Bewegungseinheit Sauerstoff, und an sonnigen Tagen auch Vitamin D.

- es hat einen meditativen Charakter, die Gedanken ordnen sich ganz von allein.

- man kann die Trainingseinheiten anpassen und auch schon mal eine größere Runde gehen.

- man könnte den Partner, einen Freund oder eine Freundin zur Abwechslung mitnehmen.

Damit das tägliche Training auch noch nach Monaten Spaß macht, könnte man die Gehstrecken wechseln. Bewährt haben sich auch Kopfhörer, so könnte man Musik oder ein Hörbuch hören. Auf Telefonate währenddessen sollten Sie verzichten, denn diese Bewegungseinheit ist ein Teil Ihres Ausgleichs, zu dem wir später noch kommen.

Es empfiehlt sich, mit einem Schrittzähler oder eine passende App die täglichen Schritte zu zählen, jeden Abend darf man stolz auf das Ergebnis sein.

Vielleicht gibt es in Ihrer Nähe eine Herzsport-gruppe, dort können Sie Kontakt mit Betroffenen auf-nehmen und sich austauschen.

Schritt 2

ERNÄHREN SIE SICH EINFACH UND GESUND

Trinken Sie genügend

Bevor Sie sich eingehender mit dem Thema Ernährung beschäftigen, reflektieren Sie erst Ihr Trinkverhalten. Notieren Sie sich bitte, was und in welchen Mengen Sie in den letzten 2 Tagen getrunken haben, am besten mit Uhrzeitangabe.

Nun rechnen Sie zusammen, wie viel Wasser, Kaffee oder andere Getränke es pro Tag waren.

Mit dieser Methode können Sie Ihr Trinkverhalten genau überprüfen. Die meisten Menschen antworten auf die Frage: „Trinken Sie über den Tag genug?" mit: „aber ja". Zählt man jedoch jede Tasse und jedes Glas, bemerkt man, dass meist dem Körper nicht das in der richtigen Menge zugeführt wird, was er zur optimalen Funktion braucht.

Da Alkohol, Softdrinks usw. in Ihrem gesunden Lebensstil keinen Platz mehr haben, sollten sie ab nun Ausnahmen sein.

Praxistipp:

- trinken Sie insgesamt etwa 2 Liter pro Tag.

- erlaubt sind stilles Wasser und 1–3 Tassen ungesüßter Kräutertee.

- sollten Sie bisher gern gesüßte Getränke getrunken haben, wird Ihr Geschmackssinn sich sehr bald daran gewöhnen, dass ihm nicht mehrmals am Tag mit jedem Schluck Zucker zugeführt wird, schon nach etwa einer Woche wird es Ihnen erheblich leichter fallen, reines Wasser zu trinken.

- das stille Wasser sollte bevorzugt in Glasflaschen gekauft werden, um Chemikalien wie Acetaldehyd u. a., die von Plastikflaschen an das Wasser abgegeben werden, zu vermeiden.

- teilen Sie sich die Menge ein, z. B. zwei Flaschen Wasser über den Tag, eine morgens und eine nachmittags.

Reduzieren Sie Ihren Salzkonsum

Ein Forschungsprojekt der Universität Münster zeigt, dass etwa ein Drittel der Menschen und ca. 50 % der Hochdruckkranken salzsensitiv sind, das heißt, sie reagieren empfindlich auf Kochsalz. Bei diesem Teil der Bevölkerung verursacht die Kochsalzzufuhr Bluthochdruck und Schäden an Nieren, Herz und Blutgefäßen.

Weltweit konsumieren die Menschen durchschnittlich zwischen 7 und 15 Gramm Salz täglich. Kochsalz besteht aus Natrium und Chlorid. Das Natrium ist in der Lage, Wasser zu binden und erhöht somit den Blutdruck.

Eine tägliche Reduktion von Kochsalz auf 4–5 Gramm am Tag kann im Durchschnitt den Blutdruck um 5 mmHg senken.

Sollten Sie Bedenken haben, dass Ihnen Ihr Essen salzarm nicht mehr schmeckt, folgen Sie dem Praxistipp für 4 Wochen und probieren danach eine Mahlzeit mit der momentan gewohnten Menge Salz aus. Ihnen wird auffallen, dass Ihr Geschmackssinn sich umgestellt hat und das Essen viel zu salzig ist.

Praxistipp:

- verzichten Sie auf jegliche Gewürzmischungen, sie enthalten meist Glutamat, Farbstoffe und Konservierungsstoffe.

- tauschen Sie das Kochsalz in Ihrem Salzsteuer in Kräutersalz um, das ist geschmackvoller und reduziert Ihren Salzkonsum enorm.

- platzieren Sie keinen Salzstreuer auf dem Esstisch, das Essen wird nicht nachgesalzen.

- konsumieren Sie keine Konserven und Fertiggerichte, sie enthalten sehr viel Kochsalz.

- verwenden Sie bei der Zubereitung von Vollkornnudeln, Vollkornreis, Kartoffeln und jeglicher Beilagen nur noch die Hälfte der gewohnten Salzmenge.

- bereiten Sie Ihr Gemüse und andere Gerichte mit Kräutersalz zu.

- bereiten Sie sich selbst Ihr Kräutersalz zu, Sie finden sicherlich viele Rezepte dazu und können mit Ihren Lieblingskräutern experimentieren.

Gesunde Ernährung ganz unkompliziert

Ernährung ist einer der größten Faktoren, die Bluthochdruck begünstigen können. Bei der Fülle der verarbeiteten Lebensmittel und Fertiggerichte in unseren Lebensmitteln fällt es schwer, den Überblick zu behalten und einen alltagstauglichen Ernährungsplan aufzustellen.

Da die Tragweite hier oft unterschätzt wird, nimmt man sich nicht genügend Zeit, die Mahlzeiten selbst kochen.

Der menschliche Körper ist eine faszinierende Hochleistungsmaschine, die Eiweiße, Fett und Kohlenhydrate spaltet und abbaut. Mit diesen Bausteinen wird jede Zelle des Körpers versorgt, damit sie ihre Aufgabe erfüllen kann. Aus diesen Baustoffen wird in den Mitochondrien, den Kraftwerken der Zellen, das ATP, also die Energie gewonnen. Das ATP könnte man mit Treibstoff vergleichen. Ist der Mensch schlapp und müde, fehlt es ihm an ATP. Um es zu bilden, braucht der Körper jedoch die richtigen Ausgangssubstanzen.

Zu den Eiweißen, Fetten und Kohlenhydraten muss man Ballaststoffe dazu zählen, denn sie sind die Nahrung für die Milliarden Mitbewohner in dem menschlichen Verdauungssystem, die Darmflora oder Darmbakterien. Erst, wenn sie sich wohlfühlen und in ausreichender Menge vorhanden sind, können Stoffe wie z. B. Vitamine aufgenommen und gebildet werden, und diese sind lebenswichtig für die Körperfunktion.

Stellen Sie sich vor, Sie bekommen für die ganze Lebensdauer ein Fahrzeug. Es wird gehegt und gepflegt, denn es muss unter Umständen ein Jahrhundert lang halten. So sollte es mit dem eigenen Körper auch sein.

Mit falschem Treibstoff ist keine optimale Nutzung möglich, im schlimmsten Fall erleidet es einen Motorschaden. Genauso verhält es sich mit der suboptimalen Ernährung. Bekommt der Körper nicht die richtigen Substanzen, die er abbauen kann, kann er nicht die notwendigen Bausteine für die Funktion herstellen. Das Beispiel soll zeigen, wie wichtig gute und gesunde Ernährung ist.

Nachdem Sie nun wissen, wie wichtig dieses Thema ist, beschäftigen wir uns mit ein paar Grundsätzen der gesunden Ernährung.

Das Ziel der Lebensmittelindustrie ist es, Gewinn zu erzeugen. Dabei muss sie sich an gewisse Regeln halten, diese schreiben aber nicht vor, dass die Erzeugnisse gesund sein müssen. Die Liste der Zusätze ist oft sehr lang und mit Bezeichnungen gespickt, die ein normaler Verbraucher nicht einordnen kann.

Am einfachsten ist es seine Ernährung frisch und gesund zu gestalten, wenn man auf frische Lebensmittel zugreift, braucht man sich weder mit Zusatzstoffen oder Konservierungsstoffen auseinanderzusetzen noch deren Wirkung zu studieren.

Die Supermärkte bieten heutzutage eine enorme Fülle an Obst und Gemüse. Das Wort „regional" ist in aller Munde. Regionale Produkte sind mittlerweile in jedem Supermarkt vertreten.

Natürlich spielt die Herkunft eine große Rolle. Wir können den Bauer um die Ecke unterstützen, indem wir seine Produkte kaufen, zu seinem Überleben beitragen und ihm so unsere Wertschätzung für seine Arbeit zeigen. Mit dem Kauf der Lebensmittel, die eine große Reise hinter sich haben, trägt man nicht nur zur Umweltverschmutzung bei, man kann auch nicht sicher sein, unter welchen Voraussetzungen und mithilfe welcher chemischen Substanzen dieses Lebensmittel gezüchtet worden ist. Diese chemischen Substanzen landen in Ihrem Magen und sorgen für die suboptimale Versorgung Ihres Körpers.

Der Großteil Ihrer Mahlzeiten sollte aus Gemüse bestehen, so bunt wie möglich.

Erfreuen Sie sich an den vielen Farben im Gemüseregal, lassen Sie sich inspirieren, und meiden Sie die Abteilungen, die verpackte Lebensmittel präsentieren.

Als glücklich kann sich schätzen, wer einen Bauernhof um die Ecke hat, der Eier, Gemüse und regionales Obst anbietet. Und wer sucht, der findet auch meist einen in seiner Nähe.

Sicherlich haben auch Sie schon mal etwas von guten und schlechten Fetten gehört. Fett ist ein Nahrungsbaustein wie auch Eiweiß und Kohlenhydrate. Fett ist jedoch nicht gleich Fett.

Man unterscheidet zwischen „schlechten Fetten" – gesättigten Fettsäuren – und „guten Fetten" – ungesättigten Fettsäuren. Gesättigte Fettsäuren finden sich vor allem in tierischen Lebensmitteln, aber auch in Sonnenblumenöl und Maisöl. Der Körper kann sie auch selbst produzieren, daher besteht keine Gefahr, einen Mangel zu erleiden.

Ungesättigte Fettsäuren kommen vor allem in pflanzlichen Lebensmitteln vor wie in Nüssen, Avocados und pflanzlichen Ölen. Diese Fettsäuren kann der Körper nicht selbstständig produzieren, sie müssen mit der Nahrung zugeführt werden. Fette sind für die Gesundheit lebenswichtig, jedoch in der richtigen Menge.

Das Verhältnis von gesättigten zu ungesättigten Fettsäuren sollte im Idealfall 1:2 betragen.

Zu guten Fettsäure-reichen Lebensmitteln zählen Rapsöl, Olivenöl, Leinöl. Wenn Sie diese drei Ölsorten in Ihrer Küche benutzen, reicht es vollkommen aus.

Zum Braten kann man Olivenöl benutzen. Butterschmalz eignet sich auch hervorragend zum Braten, man kann es selbst herstellen, indem man Butter sehr langsam erhitzt und vom Milcheiweiß trennt. Verwendet man dafür gute Butter, von der man weiß, woher sie stammt, hat man ein sehr wertvolles Lebensmittel gewonnen.

Statt der Margarine ist Butter vorzuziehen. Hier ziehen Sie ein Naturprodukt einem chemisch verarbeiteten vor, und auch, wenn es mehr Fett hat, in Maßen verwendet, ist Butter wertvoller.

Sollten Sie kein Vegetarier sein, stellen sich natürlich die Fragen, welches Fleisch und wie oft verzehrt werden darf.

Das Thema wird momentan in allen Medien diskutiert, die Fakten liegen klar auf der Hand. Massentierhaltung ist nicht nur unmenschlich, sie produziert auch ungesundes Fleisch. Jährlich verkaufen Pharmafirmen 742 Tonnen Antibiotika an Tierärzte, wie viele davon in von uns verzehrtem Fleisch landen, ist unklar. Je schlechter die Haltung, umso weniger Platz hat das Tier und umso schlechter das Futter. Das begünstigt Krankheiten und erhöht somit die Antibiotikamenge.

Schweinefleisch ist nicht zu empfehlen, es sei denn, Sie haben einen Lieferanten, dem Sie vertrauen und der seine Schweine frei laufend biologisch ernährt.

Ein guter Metzger weiß, woher sein Fleisch kommt, züchtet auch nicht selten die Tiere, die er schlachtet, selbst. Er produziert ehrliche und gesunde Lebensmittel. Auch, wenn dieses Fleisch etwas höher im Preis liegt, lieber weniger, dafür gut und gesund. Zweimal pro Woche Fleisch zu essen, ist vertretbar. Es hieß früher nicht umsonst „Sonntagsbraten", denn es gab nur sonntags Fleisch und den Rest der Woche hat man sich bunt und gemischt vegetarisch ernährt.

Gern können Sie an ein oder zwei Tagen in der Woche Fisch auf Ihre Speisekarte setzen, aber achten Sie auf die Herkunft. Hier verhält es sich ähnlich wie in der Tierzucht.

Zu tierischen wertvollen Lebensmitteln gehören auch Eier, sie sind eine wertvolle Proteinquelle. Um Ei-weiß zu verwerten, braucht der Körper Energie, und das ist gut für Ihren Stoffwechsel. Es wird empfohlen,

3–4 Eier pro Woche zu essen, aber auch hier ist es sinnvoll zu wissen, von welchen Hühnern die Eier stammen. Gesunde und frei laufende Hühner sind die glücklichen, und diese legen bekanntlich die besten Eier.

Eine wichtige Eiweißquelle bieten die Milchprodukte. Auch Kalzium und viele andere wertvollen Stoffe bringen Käse, Quark und Naturjoghurt in die Ernährung ein. Der Konsum von Milch ist umstritten. Sie enthält oft viele Östrogene und wird nicht in dieser Hinsicht kontrolliert. Milch enthält auch Milchzucker, dies ist für das Gewichtsmanagement nicht förderlich. Käse, Quark und Naturjoghurt in guter Bioqualität, auch wenn sie aus dem Supermarkt stammen, sind durchaus in der Lage, den Bedarf an Kalzium zu decken und uns als Eiweißquelle zu dienen.

Praxistipp:

- kaufen Sie in den nächsten 4 Wochen nur noch Gemüse, Obst, Eier, Vollkornbrot, Vollkornnudeln, Vollkornreis und gute Milchprodukte sowie mit Bedacht Fleisch ein, suchen Sie nach Rezepten, um diese zu verwerten.

- entsorgen Sie aus Ihrer Küche „böse" Fette wie Sonnenblumenöl, Frittieröl usw., sie müssen es nicht wegwerfen, ein Nachbar oder ein Verwandter freut sich darüber.

- achten Sie auf die Herkunft Ihrer Eier.

- wenn es einmal schnell gehen soll, dann ist nichts gegen gefrorenes Gemüse einzuwenden, es wird meist sofort nach der Ernte eingefroren und ist somit wertvoller als viele Lebensmittel im Frischeregal, Sie können sich auch aus frischem Gemüse einen Vorrat einfrieren.

- bestücken Sie Ihren Gefrierschrank auch mit gefrorenen Beeren, das ist ein gesunder Snack und ergänzt wertvoll Ihr Frühstück.

- vermeiden Sie weißes Mehl und Zucker.

- kaufen Sie keine verpackten Lebensmittel, bis auf Milchprodukte.

- die Fleischherkunft ist sehr wichtig, konsumieren Sie wenig, dafür gutes Fleisch, verzichten Sie auf Schweinefleisch.

- benutzen Sie zum Würzen Kräutersalz, Knoblauch, frische Kräuter, Zwiebeln.

- zerkochen Sie nicht Ihr Essen, es verliert dabei die wertvollen Vitamine.

Es ist ganz sinnvoll, sich einen Fachmann zur Begleitung zu suchen. Ein Ernährungsberater oder Heilpraktiker, der spezialisiert ist, wird Sie ausführlich beraten. Wenn Sie es wünschen, wird er Sie begleiten und Ihnen viele Anregungen anbieten – inklusive eines Ernährungsplans.

Das Thema Ernährung begleitet uns jeden Tag und ist sehr spannend, Informationen gibt es in Hülle und Fülle. Finden Sie Ihre persönlichen Schwerpunkte und lassen Sie sich nicht durch die vielen Informationen verunsichern. Solange Sie Ihre Mahlzeiten frisch zubereiten und naturbelassene Lebensmittel verwenden, tun Sie das Bestmögliche für Ihre Gesundheit, mehr ist auch nicht nötig.

Wie einfach und schnell es gehen kann, frische und gesunde Mahlzeiten zuzubereiten, sehen Sie anhand des Praxistipps im nächsten Kapitel.

Schritt 3

ÜBERGEWICHT UND GEWICHTS-REDUKTION

Bluthochdruck und Übergewicht stehen in einem gefährlichen Zusammenhang. Je mehr Fettgewebe vorhanden ist, umso mehr muss versorgt werden. Trotz der gängigen Meinung, dass Fettgewebe nicht stark durchblutet wird, versorgt der Körper seine Fettreserven sehr gut.

Sie erinnern sich ... je höher der Bedarf an Nährstoffen und Sauerstoff, umso mehr muss der Körper den Blutdruck anpassen.

Mit jedem schwindenden Kilogramm Fett schwindet auch der Druck, der gegen die Arterienwände drückt. Da es der Druck ist, der dem Blutdruck entgegenwirkt, er presst ja die Gefäße zusammen, muss der Blutdruck im Gefäß diesem entgegenwirken und wird erhöht.

Pro 10 Kilogramm Gewichtsverlust geht der Blutdruck um ca. 12:8 mmHg herunter.

Ein weiterer, äußerst einflussreicher Faktor ist das Bauch- oder Viszeralfett.

Viszerales Fett umgibt die inneren Organe wie Leber, Niere und Darm. Ein gewisser Anteil ist lebensnotwendig und sorgt unter anderem für die richtige Positionierung der Organe. Ein Überschuss an Viszeralfett führt jedoch zu ernsthaften gesundheitlichen Problemen.

Viszeralfett bedingt nicht nur Bluthochdruck, sondern auch stille Entzündungen und Insulinresistenz. So steigt die Gefahr, an Diabetes Mellitus Typ II zu erkranken, mit jedem Kilogramm Bauchfett.

PERSÖNLICHE LAGE EINSCHÄTZEN

Wenn Sie sich nun unsicher sind, ob das „kleine Bäuchlein", das Sie eventuell haben, schon ein begünstigender Faktor für Ihren Bluthochdruck ist, haben Sie hier einen Tipp, um es herauszufinden.

Praxistipp:

Waist-to-Hip-Ratio (WHR) oder Taille-Hüft-Verhältnis messen:

- Taille und Hüfte an der breitesten Stelle messen
- Taillenmaß durch Hüftmaß dividieren
- Normwerte liegen bei Männern unter 1,0 und bei Frauen unter 0,85

Body-Mass-Index (BMI) messen:
- rechnen Sie Ihre Körpergröße mal Körpergröße, z. B. 1,65 m x 1,65 m = 2,7225
- teilen Sie Ihr Körpergewicht durch diesen Wert, z. B. 70 kg: 2,7225 = 25,7
- BMI-Werte zwischen 19 und 24 gelten als normal, ab 25 spricht man von Übergewicht, bei Werten über 30 von Adipositas (starkes Übergewicht).

Liegt Ihr Gewicht nun nach dieser Messung im gesunden Bereich, überspringen Sie die nachfolgenden Tipps und Anregungen zur Gewichtsreduktion. Sollte es nicht so sein, fügen Sie zu Ihrer täglichen Bewegung und gesunden Ernährung einige Verhaltensweisen hinzu, die Ihr Gewicht mit der Zeit automatisch reduzieren.

Das Wort „Diät" hört niemand, der Übergewicht hat, gern. Viele Übergewichtige haben einige Diäten hinter sich. Auch wenn eine Gewichtsabnahme eingetreten ist, bringt man nach kurzer Zeit mehr Kilos auf die Waage als vor der Diät, der sogenannte Jo-Jo-Effekt tritt ein.

Unter Diät stellen sich die meisten Menschen einen zeitlich begrenzten Verzicht auf all das, was schmeckt, beim Essen Spaß macht und das Leben lebenswert macht, vor. Dabei kommt das Wort Diät aus dem altgriechischen und bedeutet „Lebensführung" oder „Lebensweise".

Machen Sie keine zeitlich begrenzten Diäten mehr. Verzicht auf Kalorien auf begrenzte Zeit signalisiert Ihrem Körper, dass gerade schwere Zeiten angebrochen sind, das kam in der Menschheitsgeschichte oft vor. Ihr Körper ist auf diesen Zustand trainiert. Auch wenn er bei diesem Umstand mit Gewichtsabnahme reagiert, sobald er wieder mehr Kalorien zugeführt bekommt, wird er jede einzelne sorgfältig einspeichern, denn schwere Zeiten können immer eintreten und Vorsorge ist überlebenswichtig.

Vielmehr ist ein gesundes Maß an Nahrung entscheidend. Überdenken Sie Ihre Portionen, Sie müssen sie nicht halbieren, aber vielleicht etwas reduzieren. Viele Menschen sind der Meinung, dass sie sowieso kaum etwas essen, das Übergewicht muss auf jeden Fall entweder erblich bedingt sein oder ist den Hormonen geschuldet. Nun, diese Menschen müssen enttäuscht werden, denn maßvolle gesunde Ernährung und Bewegung bringen auch diese Menschen zur Gewichtsreduktion.

Natürlich ist es schwierig, wenn ständig etwas fehlt, z. B. die Gummibärchen auf dem Arbeitsplatz, die Pralinen bei der nachmittäglichen Tasse Kaffee, die Backwaren zum Frühstück, das Stück Kuchen und die Sahne dazu, die zweite Portion von dem Lieblingsessen, schließlich hat die Oma es extra gekocht, und hier könnte man unglaublich lange weiter aufzählen. Aber ... auf dem Spiel steht die Gesundheit, da steht die Lebensqualität. Sind erst einmal schwere körperliche Folgen eingetreten, sind sie oft unumkehrbar.

Auch hier gilt ganz klar, dass die Gewohnheiten eine große Rolle spielen. Und wir haben gelernt, dass man Gewohnheiten für eine gewisse Zeit ändern kann. Hat der Körper sich dann erst einmal umgestellt und sich daran gewöhnt, fällt es sehr viel leichter, den Alltag zu bewältigen. So verhält es sich nicht nur mit Trinken von stillem Wasser, mit der gesunden Ernährung, sondern auch mit der Gewichtsoptimierung.

Praxistipp:

- notieren Sie für die letzten zwei Tage, was Sie an Lebensmitteln zu sich genommen haben, gern mit den Uhrzeiten.

- markieren Sie alles rot, was ganz offensichtlich Zucker und Weißmehl enthält, wie Süßigkeiten, Kuchen usw.

- markieren Sie grün all das, was Sie als gesund erachten, z. B. Gemüse, Obst und all die Lebensmittel, die in das Kapitel gesunde Ernährung hineinpassen.

- alle übrigen Lebensmittel markieren Sie orange.

Dieses Experiment soll Ihnen vor Augen führen, wie gesund Ihre momentane Ernährung ist. Sie sehen auch, wie oft Sie über den Tag verteilt etwas zu sich nehmen. Der Großteil der eingenommenen Nahrungsmittel soll grün sein, im besten Fall zu 90 %. Lebensmittel, die rot markiert sind, gehören nicht auf Ihre Speiseliste.

Je öfter Sie essen, umso öfter wird der Blutzuckerspiegel erhöht, denn die Bausteine aus der Nahrung enthalten auch Glukose, also Blutzucker, diese muss verwertet werden. Glukose wird vor allem für die Muskelarbeit gebraucht und muss durch Muskelbetätigung abgebaut werden, wird sie das nicht, lagert die Leber diese für die uns schon bekannten „schwere Zeiten" ein.

Da man sich jedoch selten nach jeder Mahlzeit oder Zwischenmahlzeit ausreichend bewegt, um den Abbau der aufgenommenen Glukose zu gewährleisten, bestehen zwei Möglichkeiten: Entweder das, was nicht durch ausreichende Bewegung abgebaut werden kann, landet auf den Hüften, oder man verzichtet darauf.

Auch hier sind die ersten Tage die schwersten, aber auch die wichtigsten, haben Sie Mut.

Das erste Ziel ist es die Zwischenmahlzeiten nicht mehr wahllos einzunehmen oder gar pausenlos zu essen. Das heißt nicht, dass Sie darauf ganz verzichten müssen, Sie gestalten sich gesunde Zwischenmahlzeiten.

Dafür müssen die Naschvorräte nicht mehr an dem gewohnten Platz zu finden sein. Im Idealfall geben Sie diese ganz aus dem Haus, jemand freut sich bestimmt darüber. Ist dies nicht möglich, weil der Rest Ihrer Familie Ihren Lebenswandel nicht versteht, dann räumen Sie den Platz, an dem Sie die Süßigkeiten lagern, leer. Ihnen wird in den nächsten Tagen auffallen, wie oft Sie in einen leeren Schrank schauen. Auch wenn Sie wissen, wo der neue Lagerplatz ist, verzichten Sie auf den Anblick und seien Sie konsequent.

So verhält es sich auch mit dem Kühlschrank, denn Naschereien sind nicht die einzigen Lebensmittel, die ungesund sind. Schauen Sie in Ihren Kühlschrank und geben Sie das Ungesunde wie z. B. Würstchen, Mayonnaise usw. weg. Sollte es nicht möglich sein, richten Sie ein Regal nur für sich ein, in dem Sie Ihre gesunden Lebensmittel lagern werden. Den Rest des Kühlschranks ignorieren Sie.

Es ist ganz sinnvoll, in den leeren Naschschrank oder in den Kühlschrank einen Zettel zu platzieren, auf dem Sie etwas notieren, das Ihnen die kleine Enttäuschung, nicht das Erwartete zu finden, erleichtert, wie z. B. Ihr Ziel: „Ich möchte gesünder leben".

Nehmen wir an, es geschieht genau das, Sie haben unbewusst den Schrank geöffnet, nichts außer dem Zettel gefunden, der Ihnen die Situation gerade auch nicht erleichtert. Für diesen Fall brauchen Sie Belohnung, um über die Enttäuschung hinwegzukommen. Und diese sollte in Form von frischem Gemüse, Obst, gefrorenen Beeren, Nüssen, Mandeln sein, die immer ausreichend vorhanden sein sollten. Im Idealfall haben Sie morgens schon vorgesorgt und das Obst in mundgerechte Stücke geschnitten. Nehmen Sie ausreichend mit zur Arbeit und bieten Ihren Kollegen etwas an, sie werden dankbar annehmen.

Mit der Zeit versuchen Sie, Ihre Zwischenmahlzeiten auf eine morgens und eine nachmittags zu reduzieren, das reicht aus, Ihr Ziel ist es, den Blutzucker nicht zu oft anzukurbeln. Versuchen Sie mit jedem Tag, immer mehr vom süßen Obst eher zum Gemüse zu wechseln, damit auch die Zwischenmahlzeit weniger Zucker und mehr Ballaststoffe enthält.

Wenn es Ihnen gelungen ist, Ihre Zwischenmahlzeiten erfolgreich zu managen, ist es Zeit, sich um die Hauptmahlzeiten Gedanken zu machen.

Es gibt drei Hauptmahlzeiten pro Tag. Zu jeder Mahlzeit sollen Proteine, wertvolle Fette,

Kohlenhydrate und Ballaststoffe eingenommen werden, nicht etwa nur Rührei zum Frühstück, Salat zum Mittagessen und ein Vollkornbrot zum Abendessen. In diesem Fall hätten Sie Proteine zum Frühstück, Ballaststoffe zum Mittagessen und Kohlenhydrate zum Abendessen. Zur optimalen Körperfunktion wird eine Mischung gebraucht, der Körper kann nicht die Eiweiße vom Frühstück bis zum Abendessen aufheben, um sie dann gemeinsam mit den fehlenden Bausteinen zu verwerten.

Eiweiße machen satt, sie kurbeln den Stoffwechsel an, denn zum Abbau von Eiweißen wird Energie verbraucht. Kohlenhydrate werden ohne Energieverbrauch verbrannt. Natürlich braucht Ihr Körper auch Kohlenhydrate, aber in der Gewichtsreduktion sollten Sie damit sparsamer sein.

GEWICHT ZU REDUZIEREN, IST NICHT SCHWER

In der Theorie ist Ihnen das Gelesene sicherlich schon teilweise bekannt. Meist fällt es schwer, das Wissen in die Praxis umzusetzen. Einfacher wäre es sicherlich mit ein paar Vorschlägen.

Praxistipp:

Frühstück

- Verzichten Sie beim Frühstück auf Brot und Brötchen, sie enthalten viele Kohlenhydrate und lassen Ihren Blutzucker schnell ansteigen, umso schneller fällt er dann wieder und Sie haben Hunger.

- Wählen Sie stattdessen Quark, er enthält Proteine, sie machen länger satt.

- Sollte Ihnen der Quark zu trocken sein, mischen Sie ihn mit Naturjoghurt.

- Ergänzen Sie Ihren Quark mit Nüssen, Mandeln, Obst, nehmen Sie gern Beeren, auch gefrorene Beeren eignen sich sehr gut.

- Auch Haferflocken, Mehrkornflocken, Chiasamen, Leinsamen passen gut zu Ihrem gesunden Frühstück und liefern die notwendigen Ballaststoffe.

- Bei dieser Frühstücksvariante haben Sie sehr viele Möglichkeiten zu variieren, Sie können durch unterschiedliche Obstsorten für Abwechslung sorgen.

Mittagessen

- Für das Mittagessen eignet sich gut ein Salat, er kann vorher zubereitet und zur Arbeit mitgenommen werden.

- Damit Sie satt werden, ergänzen Sie Ihren Salat mit Fetakäse, Mozzarella, einem gekochten Ei, Käse, Tomaten, Gurken und anderen Gemüsesorten, die Ihnen schmecken.

- Da Sie keine verarbeiteten Lebensmittel mehr verwenden, bereiten Sie die Salatsoße selbst zu.

- Für die Salatsoße eignet sich eher Joghurt als Sahne, gern können Sie ein gutes Oliven- oder Rapsöl verwenden.

- Es gibt viele Essigsorten wie z. B. Johannisbeeressig, Himbeeressig, sie bringen gute Abwechslung.

- Falls Ihnen die Süße in der Soße fehlt, nehmen Sie etwas Honig.

- Würzen Sie mit Kräutersalz.

- Unterschiedliche Salatsorten sorgen ebenfalls für Abwechslung, auch bittere Varianten sind sehr wertvoll, Bitterstoffe kurbeln Ihren Stoffwechsel an.

- Nüsse und Samen können Ihr Mittagessen ergänzen.

- Kräuter sind gesund und passen gut zum Salat.

Abendessen

In vielen Familien findet sich erst abends Zeit, um eine warme Mahlzeit zuzubereiten. Meist ist man jedoch müde und möchte nicht mehr lange am Herd stehen. Die folgenden Tipps zeigen, dass auch gesundes Essen schnell zubereitet werden kann.

- bei Ihrem Einkauf haben Sie sicher einige Gemüsesorten gefunden, die bunt und frisch sind, und die Sie gern essen.

- Schneiden Sie das Gemüse z. B. Brokkoli, Paprika, Champignons, Zucchini, Auberginen, Möhren, Sellerie in größere Stücke.

- Verwenden Sie zum Braten Butterschmalz oder, wenn Ihnen das schmeckt, Olivenöl.

- Braten Sie das Gemüse kurz, damit es nicht zu weich wird.

- Zwiebeln und Knoblauch dienen hier als Würze und geben dem Gemüse guten Geschmack.

- Würzen Sie mit Kräutersalz.

- Dieses gesunde Essen ist in wenigen Minuten zubereitet, gern kann Tiefkühlkost ohne Zusätze verwendet werden.

- Parallel dazu können Sie eine Hühnerbrust oder Fisch braten und dazu servieren.

- Auch Naturreis, der z. B. am Tag vorher zubereitet wurde oder übrig geblieben ist, kann dazu serviert werden.

- Das Gemüse kann schon am Tag vorher klein geschnitten und vorbereitet werden, so geht es noch schneller.

- Sollten Sie Reste haben, können diese am nächsten Tag erwärmt werden und als Mittagessen dienen.

- Diese Mahlzeit ist sehr variabel, denn Sie können nicht nur die Beilagen variieren, sondern auch die Gemüsesorten.

- Kinder freuen sich, in der Küche zu helfen, das Gemüse zu schneiden, ist eine Arbeit, die sie gern erledigen, und Sie haben Zeit, sich über den Tag zu unterhalten und wertvolle Zeit mit Ihrer Familie zu verbringen, während Sie kochen.

- Zu dem Gemüsegericht passen frische Kräuter, Sie könnten mit unterschiedlichen Gewürzen experimentieren, denken Sie nur daran, keine Gewürzmischungen zu verwenden.

Nun noch ein paar Tipps, die Ihnen helfen, schlechte Gewohnheiten abzulegen.

- Stellen Sie sich in der Küche Ihre Portion zusammen, nicht zu viel, aber auch nicht zu wenig.

- Es gibt keinen Nachschlag.

- Lassen Sie das Salz in der Küche.

- Essen Sie langsam, legen Sie immer wieder kurz Ihr Besteck beiseite und machen Sie eine kurze Pause.

- Kauen Sie gut, wenn das Essen nicht genügend im Mund zerkleinert wird, dann kann es nicht optimal verdaut werden.

- Es gibt keine Fertigsoßen, Mayonnaise und Ketchup zu Ihrer Mahlzeit.

- Lassen Sie sich Zeit; sind zu viele Stresshormone im Körper aktiv, kann der Verdauungstrakt seine Arbeit nicht leisten.

Schritt 4

STRESS UND STRESSBEWÄLTI-GUNG

Auf die Frage „Haben Sie Stress?" würden Sie vermutlich wie viele andere Zeitgenossen antworten „Wer hat ihn nicht?" Es ist tatsächlich eine Frage, die man in der Arztpraxis noch häufig hört, obwohl jeder Arzt die Antwort darauf kennt.

Laut der Stressstudie der Techniker Krankenkasse 2016 (also noch vor der Corona-Pandemie) litt mehr als ein Viertel der deutschen Bürger unter Stress, rund ein Viertel der Kinder gaben an, oft oder sehr oft unter Stress zu leiden. Als Gründe wurden hohe Ansprüche an sich selbst, private Konflikte, hohe

Arbeitsbelastung, ständige Erreichbarkeit und viele mehr angegeben. Folgen sind Burn-out, Depressionen oder Angststörungen.

Was ist Stress?

Als Stress werden meist Situationen bezeichnet, die Gefühle von Überforderung, Ärger und Wut erzeugen. Oft wird Stress im Straßenverkehr erlebt, wenn ein ungeduldiger Fahrer von hinten drängelt, oder im Büro, wenn der Chef einem mitteilt, dass die erbrachte Leistung nicht ausreicht.

Damit Sie persönliche Strategien entwickeln können, um besser mit Stress umzugehen, ist es wichtig zu begreifen, was Stress für Ihren Körper bedeutet und wie er auf Stresssituationen reagiert.

Der menschliche Organismus ist ein Überlebenskünstler. So, wie er den Blutdruck den Gegebenheiten anpasst, um Versorgung zu leisten, hat er auch einen speziellen Vorgang, um sich einer Gefahrensituation anzupassen, und dies geschieht reflexartig. Nehmen wir an, einem Urzeitmenschen begegnet ein gefährliches Tier ...

Die Gefahr wird erkannt und fokussiert. Der Urzeitmensch hat nun die Wahl zwischen Flucht oder Angriff, mehr hat er nicht zur Verfügung.

Körperlich ist nun das sympathische Nervensystem gefordert. Es blendet all das, was nicht überlebenswichtig ist, wie z. B. die Verdauung, aus. Die Pupillen werden erweitert, damit man die Gefahr genau im Fokus hat. Die Atmung beschleunigt sich, die Bronchien werden erweitert, damit der Körper mehr Sauerstoff aufnehmen kann, denn diesen wird er für die anstehende Muskelarbeit, also den Kampf oder die Flucht, brauchen. Die Muskelarbeit braucht auch Glukose, also wird der Blutzucker erhöht. Der Herzschlag wird beschleunigt, damit die Muskulatur bessere Leistung erbringen kann, und natürlich steigt der Blutdruck.

Auch die Schweißdrüsen werden aktiviert, vermutlich soll dem Gegner mit dem Geruch klar gezeigt werden, dass man kampfbereit und nicht zu unterschätzen ist.

Seit der Urzeit ist zwar viel Zeit vergangen, aber der menschliche Körper reagiert auf gefährliche Situationen immer noch auf genau diese Weise, denn Reflexe sind nicht steuerbar und sie sind überlebensnotwendig.

Die Frage des Menschen von heute ist, wer oder was die Rolle des gefährlichen Tieres übernimmt. Bei dem einen ist es der Chef, bei dem anderen der Partner, bei dem Dritten der drängelnde Verkehrsteilnehmer.

Das gefährliche Tier von heute ist eher eine Situation, der wir möglicherweise nicht gewachsen sind. Es ist das Gefühl der Überforderung, das die Ausschüttung der Stresshormone permanent ankurbelt.

Als Folgen erleben wir Konzentrationsmangel, denn nach einer Fokussierung des Gegners muss eine Entspannung für alle Sinne eintreten, sie müssen sich erholen, damit sie wieder die volle Funktion erlangen können. Der Konzentrationsmangel wird auch durch den abstürzenden Blutzuckerspiegel begünstigt, denn es wurde für den Kampf viel Blutzucker ausgeschüttet, das bedarf einer Regulation, als Folge hat man also Hunger, und zwar auf Zucker, denn das Gehirn weiß genau, was Glukose am schnellsten liefert. Man fühlt sich also im Lauf eines stressigen Tages müde, schlapp, hat Schwierigkeiten, sich zu konzentrieren, hat Hunger auf Süßes und braucht dringend ein gutes Deo. Und natürlich ist die Muskulatur verkrampft, denn ihre Betätigung ist nicht eingetreten, und das ist der wichtigste Faktor für den Abbau von Stress.

Der Ablauf der körperlichen Stressreaktion hat sich im Lauf der Evolution nicht verändert. Was sich verändert hat, ist die Reaktion darauf. Kaum ein Angestellter läuft nach einem Gespräch mit dem Chef so lange weg, bis er außer Atem ist und die Folgen der Stressausschüttung wieder körperlich reguliert werden konnten. Und das Bild eines Kampfes möchten wir uns gar nicht vorstellen. Man geht also still, schwitzend, voller Adrenalin an seinen Arbeitsplatz und versucht, weiterzuarbeiten – mit den oben beschriebenen Folgen.

WIE SIE IHREN STRESSLEVEL SENKEN KÖNNEN

Einen Reflexablauf zu beeinflussen, erfordert sehr viel Konzentration, und auch dann ist es nur bedingt möglich. Während schwieriger Situationen kann man sich meist nicht erlauben, erst mal für ein paar Minuten die Augen zu schließen und durch fokussierte Atmung zur Ruhe zu kommen. Weder andere Verkehrsteilnehmer werden Verständnis dafür haben noch der Chef. Es ist eine Zeitspanne, die Sie also hinnehmen könnten.

Worauf Sie jedoch Einfluss nehmen können, ist die Zeit vor dem Eintreten von Stress und natürlich ganz wichtig: danach.

Stresswahrnehmung ist sehr individuell. Wo der eine gelassen den Großteil des Tages arbeiten kann und nur bei speziellen Situationen Gefühle wie Überforderung, Ohnmacht, Besorgnis, Nervosität und Angst empfindet, erlebt der andere diesen Cocktail der Gefühle schon morgens nach dem Aufwachen.

Damit Sie Einfluss auf Ihr Erleben von Stress nehmen können, ist es notwendig zu schauen, welche Stresssituationen Ihren Alltag bestimmen.

Praxistipp:

- Überlegen Sie, wann Sie in den letzten Tagen Stresssituationen erlebt haben, und notieren Sie diese.

- Versuchen Sie neben jeder Situation, die Gefühle, die Sie erlebt haben, zu beschreiben.

- Im Idealfall können Sie anhand dieser Notizen sagen, welches Gefühl überwogen hat, z. B. Angst, Wut, Ohnmacht, Ärger.

- Werden Sie sich der Tatsache bewusst, dass dieses Gefühl zu einem großen Teil Ihr Leben bestimmt, und zwar jeden Tag.

- Ihnen fällt vielleicht hier schon etwas ein, was Sie hätten anders machen können, z. B. hätten Sie vor dem Gespräch mit dem Chef keine Angst haben müssen, denn Sie haben Ihre Arbeit gut gemacht und haben ohne Grund an sich gezweifelt.

- Lassen sich die stressigen Situationen vermeiden oder verringern?

- Schreiben Sie die Verbesserungen auf, die Ihnen einfallen, darunter z. B. mit dem Partner ein Gespräch über respektvollen Umgang zu führen oder die Hausaufgaben mit den Kindern nicht erst am späten Abend zu erledigen.

Stressmanagement ist eine gewaltige Aufgabe, wenn Ihnen jedoch erst mal bewusst wird, wo Sie ansetzen können, dann findet sich auch ein Weg.

Meist wird empfohlen, durch Entspannungstechniken einen Ausgleich zum Stress zu schaffen. Es ist jedoch wichtig, sich erst mal bewusst zu werden, warum man Stress hat, was ihn begünstigt, was man empfindet. Und ist der Stresslevel reduziert, ist es auch einfacher, einen Ausgleich zu schaffen. Der Vorsatz, den Stress zu reduzieren, stellt die meisten Menschen vor eine Situation, die sie überfordert, und das wiederum erzeugt bekanntlich Stress – schon wieder ein Teufelskreis.

Es fällt Ihnen leichter, mit Stress umzugehen, wenn Sie sich bewusst machen, dass Sie die Situation im Griff haben. Sie sind der Herr der Lage, und läuft es mal nicht wie gewünscht, nun ja, auch das kommt vor: Beim nächsten Mal läuft es besser.

Ihnen fällt sicher auf, dass diese Haltung dem Hauptgrund entgegenwirkt. Der Hauptgrund ist eine Situation, mit der Sie sonst überfordert waren. Machen Sie sich jedoch bewusst, dass die Situation Sie nicht überfordert, dann gibt es keinen Grund für Stress, richtig?

Fragen Sie sich nun, wie Sie eine Situation in den Griff bekommen?

Stellen Sie sich vor, was geschieht, wenn das am schlimmsten Befürchtete eintritt. Sagen wir, der Chef teilt Ihnen mit, dass Ihre Leistung in der letzten Woche unzureichend war. Was nun? Geschieht etwas Schreckliches, das Ihr Leben dann bedroht oder grundlegend verändert? Wohl kaum, Sie haben zwar die Erwartungen bestimmter Menschen (oder Ihre eigene) nicht erfüllt, aber die Welt geht davon auch nicht unter. Sie werden versuchen, es besser zu machen. Teilen Sie es mit, und entspannen Sie sich.

Nehmen wir an, es kommt schlimmer ...

Ihr Chef teilt Ihnen mit, dass Ihre Leistungen über lange Zeit nicht erfüllt wurden, Sie werden gekündigt. Was jetzt? Auch hier begegnen Sie nur einer neuen Hürde in Ihrem Leben, einer neuen Herausforderung. Herausforderungen bringen Menschen im Leben weiter, sie wecken die Kreativität und den Erfindungsgeist. An diesem Punkt entdecken Sie vielleicht neue Wege in Ihrem Leben, denn wo eine Tür zufällt, geht mindestens eine andere auf.

Solange Sie sich nach gutem Wissen und Gewissen bemühen, Ihr Leben zu leben, Ihre Leistung zu bringen, Ihren Lebensaufgaben nachzugehen, kann niemand mehr erwarten, auch nicht Sie selbst.

Bevor Sie sich mit bewusster Entspannung beschäftigen können, folgen noch ein paar Tipps, die es Ihnen erleichtern, Ihren Alltag stressfreier zu gestalten

- Kaffee und koffeinhaltige Getränke begünstigen Stress.

- Schrauben Sie die Erwartungen an sich nicht zu hoch und richten Sie Ihre Tagesplanung eher nach „das kann ich problemlos schaffen" und nicht nach „das könnte ich schaffen, wenn ich mich anstrenge".

- Sprechen Sie Probleme an und versuchen Sie, diese gemeinsam zu lösen, machen Sie Verbesserungsvorschläge.

- Nutzen Sie zu Ihrer Planung Kalender, Notizen, üben Sie sich im Zeitmanagement.

- Gewichten Sie zwischen „wichtig" und „unwichtig".

- Werden Sie sich bewusst, dass Sie ein Mensch sind und keine Maschine.

- Geben Sie Arbeit in der Familie und auch im Beruf ab, delegieren Sie.

- Halten Sie Ordnung, das erspart Zeit und Ärger.

- Sorgen Sie schon morgens für Entspannung, stehen Sie früh genug auf.

- Planen Sie Pausen ein und nutzen Sie diese sinnvoll.

- Trinken Sie genügend.

BEWUSSTE ENTSPANNUNG

Autogenes Training

Das Wort Training teilt deutlich mit, dass hier etwas trainiert, also geübt werden muss. Das ist die Voraussetzung, um dabei Erfolge zu erleben, es muss täglich in kleinen Einheiten geübt werden.

Oft heißt es: „Habe ich ausprobiert, fand ich furchtbar langweilig, das funktioniert bei mir nicht." Geht man dieser Aussage auf den Grund, stellt sich heraus, dass ganze zehn Minuten in einen Versuch investiert wurden, keine sofortige Tiefenentspannung eingesetzt hat, folglich ist man dazu nicht geeignet.

Wenn wir an Sportler und Ihr Training denken, dann ist jedem klar, dass eventuell ein tägliches Training über lange Zeit notwendig ist, um einen Pokal zu gewinnen, es erfordert Zielstrebigkeit, Überzeugung und Arbeit. Sie gewinnen durch Ihre täglichen Übungen etwas viel Wertvolleres als einen Pokal, sie bekommen ein „dickes Fell", sie werden stressresistent.

So, wie Stresssituationen einen nicht steuerbaren Mechanismus im Körper in Gang setzen und mit jeder dieser Situationen den Stresslevel erhöhen, wirken Sie mit jeder Übungseinheit, mit jeder bewussten Pause, mit jedem bewussten tiefen Atemzug genau diesem erhöhten Stresslevel entgegen, das ist bewusste Regulation und Ihr wirksames Werkzeug, um der „Herr der Lage" zu sein, jede Situation kontrollieren zu können.

„Autogen" heißt so viel wie „selbst erbracht oder erzeugt". Sie erzeugen bewusst eine Entspannung der Muskulatur, einen ruhigeren Atem, langsameren

Herzschlag und niedrigeren Blutdruck. Je ruhiger Sie mit den Tagen werden, umso mehr kontrollieren Sie die Stresssituationen, umso weniger bestimmt Ihr Umfeld über das Geschehen, sondern Sie selbst.

Das Ziel ist, ein Werkzeug zu finden, das Sie einsetzen können, um einen Ausgleich zu schaffen. Ob Sie autogenes Training einsetzen, eine schöne Meditation über eine bestimmte Zeit erleben, eine Atemtechnik einsetzen, eine innere Reise mithilfe der Suggestion erleben, die Möglichkeiten sind zahlreich. Wer hier der Meinung ist, dass all diese Methoden ein spiritueller Quatsch sind, wird durch die Praxis eines Besseren belehrt, denn sie sind nicht ohne Grund sehr populär und verbreitet. Diese Methoden funktionieren.

Praxistipp:
Mithilfe von Entspannungstechniken wird nicht nur die momentane Stresssituation beeinflusst, sondern mit jeder Übung das vegetative Nervensystem, und das ist der Gegenspieler zum Sympathikus, der die Stressreflexe steuert. Mit jeder Übung ändert sich Ihre Stresswahrnehmung, Sie werden ruhiger und belastbarer.

- Üben Sie das autogene Training über zwei Wochen täglich aus.

- Gehen Sie positiv und voller Zuversicht in dieses Training, denn das ist Ihre Basis für den Erfolg.

- Mit dem Glauben daran, dass es funktioniert, schaffen Sie ein Vertrauen in sich selbst.

- Nehmen Sie es absolut ernst, denn schaffen Sie einen Ausgleich, erleben Sie weniger Stress und Ihr Blutdruck ist ausgeglichener.

- Wählen Sie die richtige Tageszeit für die Übungen, manchen Menschen fällt es leichter, abends vor dem Schlaf zu üben, weil Sie wissen, dass keine Aufgaben mehr auf sie warten und Entspannung einfacher fällt. Später können Sie das Training zu jeder Tageszeit anwenden.

- Sorgen Sie für Ruhe während der Übung.

- Es ergibt Sinn, sich führen zu lassen; suchen Sie sich ein Video dazu, das Ihnen gefällt und Sie anspricht, oder vielleicht ein Hörbuch.

- Meist bieten Volkshochschulen Übungsstunden an, in der modernen Zeit auch online, das sind Möglichkeiten der Führung, die Sinn ergeben, und Sie stehen nicht allein da, Sie haben einen Trainer, der Sie zum Pokal bringt.

Es gibt eine Fülle an Entspannungsmethoden, nur Sie können wissen oder durch Ausprobieren bestimmen, welche gerade für Sie richtig ist.

Nehmen Sie sich Zeit, um sich zu informieren, das Internet wird Ihnen genügend Anregungen bieten. Es sind vor allem Männer, die Schwierigkeiten haben, sich auf diesen Weg einzulassen. Schließlich wurde ihnen beigebracht, dass Männer kein Yoga machen, sie meditieren nicht, sie lassen sich nicht fallen. Das Ergebnis ist eine gewisse Härte und Unflexibilität. Wer unflexibel ist, kann sich nicht den Gegebenheiten anpassen, und die Denkmuster der Nachkriegszeit, die entscheiden, was männlich oder weiblich ist, sind nun schon lange passé.

Sport und Bewegung sind die beste Stressbewältigung

Wenn Sie sich an den Ablauf einer körperlichen Stressreaktion erinnern, fallen Ihnen wieder die Folgen dieser Reaktion ein, da ist die angespannte Muskulatur, die allgemeine psychische und körperliche Anspannung, der erhöhte Blutzucker, also gesamt gesehen die Vorbereitung des Körpers auf eine anstrengende körperliche Betätigung.

Das Problem für den Körper ist, dass diese Betätigung nicht eintritt. Stellen Sie sich einen gespannten Bogen vor, der den eingespannten Pfeil nicht abschießen kann, weil das Seil einfach nicht losgelassen wird.

Wird dem Körper nach Stresserlebnissen die Kompensation gegeben, schafft sich der Ausgleich ganz von selbst. Der Blutzucker wird reguliert, die Muskeln entspannen sich durch Betätigung, ein Ausgleich zwischen Körper und Psyche wird erreicht.

Lassen Sie sich nicht davon beeinflussen, dass Ihr Körper Ihnen suggeriert, er sei müde, schlapp und ausgelaugt, sodass nur noch Couch möglich ist. Sie haben gelernt, dass genau das eine normale körperliche Reaktion auf Stress ist, sonst lesen Sie es noch mal bei den Stressfolgen nach. Sobald Sie sich überwunden haben und in die Bewegung gekommen sind, kommt es zu einem Ausgleich, das ist der beste Stressabbau! Sie geben dem Körper zwar nicht sofort nach der Stresssituation die Möglichkeit, sich auszugleichen, aber besser später als nie. Vielleicht helfen Ihnen Kopfhörer mit rhythmischer Lieblingsmusik oder ein Sportgerät z. B. ein Rudergerät zu Hause.

Da Sie nun schon das „zügige Gehen" praktizieren, könnten Sie es auf Tageszeiten legen, in denen Sie Ausgleich besonders brauchen.

Schritt 5

SCHLAF

Schlafmangel und Schlafstörungen sind ein sehr verbreitetes Leid. Meist wird ein erschwertes Einschlafen, frühes Erwachen, gefolgt vom endlosen Gedankenkarussell, oder ruhelose Beine beklagt.

Als Folgen treten Müdigkeit, mangelnde Konzentration, Überforderung und gesteigertes Stressempfinden ein, der Bluthochdruck gehört auch dazu.

Wenn man also viel Stress hat, schläft man schlecht, grübelt und hat am nächsten Tag noch mehr Stress.

Diesen Kreis können Sie durchbrechen, indem Sie das Gelernte anwenden, sich also genügend bewegen, damit der Körper auch müde wird und den Stress abbauen kann. Täglich 13.000 Schritte werden empfohlen, gern mit der Zeit auch mehr.

Essen Sie gesund und Lebensmittel, die so wenig verarbeitet wie möglich sind, denn Konservierungs- und Zusatzstoffe sind chemische Substanzen, sie lösen im Körper Reaktionen aus, so kommt er nicht zur Ruhe.

Essen Sie nicht zur späten Stunde, die Nahrung wird sonst nicht ausreichend verdaut und gärt über Nacht im Darm.

Verzichten Sie abends auf aufregende Unterhaltung. Zweifellos ist ein angenehmes Hörbuch besser geeignet als ein Krimi. Das Blaulicht des Fernsehers hat eine negative Wirkung auf die Bildung des Schlafhormons Melatonin. Auch andere Beleuchtung am Abend hat diese Wirkung, und natürlich ist nachts ein dunkles Zimmer ganz ohne Beleuchtung entscheidend. Es lohnt sich auch hier, sich zu informieren, um richtige Voraussetzungen für erholsamen Schlaf zu schaffen.

Die Lösung für die unruhigen Beine ist oftmals ein Magnesiumpräparat. Magnesium entspannt die Muskulatur nicht nur in den Beinen, sondern im gesamten

Körper, man kommt leichter zur Ruhe und entspannt sich besser im Schlaf. Da die Anwendung von naturheilkundlichen Mitteln, Vitaminen und Mineralstoffen nicht das Thema dieses Buches ist, lassen Sie sich bitte von Ihrem Naturheilkundler beraten, denn der Bedarf ist individuell und muss eventuell labordiagnostisch ermittelt werden.

Auch der Schlafrhythmus ist für den gesunden Schlaf entscheidend. Dass jeder Mensch nach acht Stunden Schlaf topfit ist, ist ein Märchen. Schlaf ist sehr individuell, wo der eine nach fünf Stunden ausgeruht ist, braucht der andere noch vier, damit er den gleichen Zustand erreicht. Beobachten Sie also, falls Sie es noch nicht wissen, wie viel Schlaf Sie brauchen, um gut ausgeruht zu sein.

Alles Störende sollte aus dem Schlafzimmer verbannt werden, z. B. das Handy. Auch im Flugmodus hat es im Schlafzimmer nichts zu suchen. Oft ist es ein Gegenstand, der über den Tag unbewusst für Stress sorgt, ständig hält es Nachrichten für einen parat, auf die man reagieren muss. Da ist es abends ein schönes Ritual, das Handy im Wohnzimmer zu lassen und damit bewusst auch die Erreichbarkeit. Da darf man gern im Geiste sagen, dass es morgen weitergehen darf, aber für heute nun Schluss ist, man stellt das Gerät auf lautlos und entspannt sich. Bis zum nächsten Morgen wird sicherlich nichts Weltbewegendes geschehen, bei dem Sie Ihr Handy beschützen könnte.

Das nächste Problem ist der Radiowecker, falls Sie einen haben. Besonders möchte ich von den Geräten abraten, auf deren Display man die Uhrzeit sehen kann, das lässt eine ständige Uhrzeitkontrolle im Hinterkopf zu, das ist sehr kontraproduktiv. Natürlich braucht man einen Wecker, aber ein ganz normales batteriebetriebenes Gerät reicht vollkommen aus, und am besten dreht man das Zifferblatt um, damit man nicht ständig nachts darauf schaut. Der Morgen wird unweigerlich kommen, der Wecker wird klingeln, und das alles ohne Ihre Kontrolle.

Es gibt noch unzählige Tipps wie die richtige Schlaftemperatur, das richtige Bettzeug und Matratze und vieles mehr, wenn Sie jedoch die oben stehenden Ratschläge berücksichtigt haben, wird sich Ihr Schlaf zweifellos verbessern.

Kennen Sie die Unendlichkeit eines Gedankenkarussells? Erstaunlich, wie so ein Gehirn von einem Thema zum anderen springen kann und denkt, denkt,

denkt. Am Morgen kann man sich kaum daran erinnern, was man alles gedacht hat, müde ist man trotzdem, und vor allem ist man besorgt. Was auch immer man zu unternehmen versucht, damit man wieder einschläft, es geht einfach nicht. Oft wird beobachtet, dass man erhöhten Puls hat, der Atem schneller geht und man tatsächlich besorgt ist. Man könnte den Zustand durchaus mit Stress vergleichen, also Nachtstress. Hat der Körper über den Tag den Stress nicht durch Bewegung abgebaut, ist der Bogen noch so angespannt, dass man nachts wach wird, und das Erleben von Stress wird fortgesetzt.

Gegen diese stundenlangen Überlegungen und auch für viele andere belastende Situationen gibt es eine wirkungsvolle Übung. Sie erleichtert das Einschlafen, hilft, mit Aggressionen besser fertig zu werden, entspannt und löst Ängste. Kurz gesagt, sie bringt Sie wieder in Ihre innere Mitte und lässt Sie Herr der Lage werden. Diese Übung senkt wirkungsvoll Ihren Blutdruck.

Praxistipp:
- Schließen Sie den Mund.

- Atmen Sie aus, soweit es geht, machen Sie Ihre Lungen leer.

- Atmen Sie durch die Nase ein und zählen Sie dabei im Sekundentakt bis vier.

- Halten Sie den Atem an und zählen Sie währenddessen bis sieben.

- Atmen Sie wieder aus und zählen Sie dabei bis acht.

- Lassen Sie mit jedem Ausatmen Ihre Sorgen und Gedanken los, konzentrieren Sie sich nur auf die Atmung.

- Nehmen Sie wahr, wie sich Ihre Lungen mit Luft füllen und dann wieder leeren.

- Registrieren Sie, dass Ihr Körper genau das tut, was Sie möchten, dass er auf den Takt reagiert, den Sie vorgeben.

Diese Atemtechnik trägt den Namen „4-7-8" und ist nur eine der bekannten Atemtechniken. Dass diese Methoden wirken, zeigt die Übersichtsarbeit, die 2011 in Health Science Journal von griechischen Forschern der University of Athens erschienen ist. In diesem Werk werden folgende Wirkungen beschrieben ...

- sinkender Blutdruck

- Stressresistenz

- Besserung bei Kopfschmerzen und Migräne

- Reduktion der Angstgefühle
- reduzierte Tagesmüdigkeit.

Auch andere Studien belegen die Wirksamkeit der Atemtechniken auf Herzfrequenzvariabilität und Blutdruck.

Schritt 6

SELBSTACHTUNG, SELBSTWERT UND SELBSTRESPEKT

Sich um Familienmitglieder, Freunde und Verwandte zu kümmern, gehört zum Leben dazu. Dieses soziale Verhalten ist eine Notwendigkeit und ermöglicht uns ein respektvolles Miteinander. Mit unserer Anteilnahme am Leben der Menschen, die wir lieben und mögen, zeigen wir Zugehörigkeit, Achtung und Respekt. Aber lieben und respektieren Sie sich selbst auch?

Erst ein Gleichgewicht dieser beiden Waagschalen bringt Ausgleich und Zufriedenheit in das Miteinander. Selbstwert ist eine Wertschätzung und Akzeptanz der eigenen Person und des eigenen Körpers.

Es sind Fragen wie ...

- Was mag ich an mir?

- Was kann ich gut?

- Worauf bin ich stolz?

- Was ist mir diese Woche gut gelungen?

und viele andere, die Ihnen Ihren Selbstwert zeigen.

Sich selbst anzuerkennen, anzunehmen und auch zu lieben, schafft eine Basis für persönliche Entfaltung. Sie sind unglaublich wertvoll, denn Sie sind einzigartig. Das heißt, es gibt keine andere Person auf dieser Erde, die Ihre Erfahrungen sammeln durfte, Ihre Schlüsse daraus gezogen hat, so denkt wie Sie, so fühlt wie Sie. Sie sind ein Unikat und diese sind wertvoll.

Wenn man mit diesem Gedanken jeden neuen Tag beginnt, man sich überlegt, wem oder wie man etwas Positives von seiner Einstellung weitergeben möchte, dann hat jeder Tag einen ganz besonderen Sinn. Aus den vorherigen Kapiteln haben Sie gelernt, dass erhöhter Blutdruck ein Symptom des Körpers ist. Er zeigt uns, dass die Gegebenheiten für seine Funktion nicht optimal sind.

Sie haben auch gelernt, dass man diese Gegebenheiten anpassen kann und dass es nicht schwer ist. Es sind kleine Schritte, ein paar Tipps, die Ihnen die Richtung zeigen. Ihren persönlichen Weg werden Sie finden, da bin ich mir ganz sicher!

Viel Erfolg!

Herstellung und Verlag:
BoD – Books on Demand, Norderstedt
ISBN: 9783755729808

1. Auflage
Kontakt: Psiana eCom UG/ Berumer Str. 44/ 26844 Jemgum
Covergestaltung: Fenna Larsson
Coverfoto: depositphotos.com

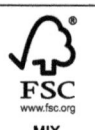